Comment vaincre ses complexes ?

par Irène Guittin

 50MINUTES.fr

COMMENT SE DÉBARRASSER DE SES COMPLEXES ? 5

LE COMPLEXE, CET ENNEMI INTÉRIEUR   7

D'où viennent nos complexes ?

Quels sont les différents types de complexes ?

Et les médias dans tout ça ?

Pourquoi est-il si tenace ?

UN COMBAT QUOTIDIEN   12

Comment lutter contre vos démons ?

Comment vous armer efficacement ?

MAINTENIR SON ENNEMI AU SOL   21

FAQ   22

Sommes-nous tous égaux face aux complexes ?

Les médias sont-ils la cause des complexes ?

Bien qu'adulte depuis longtemps, je souffre toujours des critiques de ma mère. Est-ce normal ?

Faut-il absolument passer par une psychanalyse pour surmonter ses complexes ?

J'ai tout essayé pour vivre avec mon corps, mais il me dégoûte. La chirurgie esthétique est-elle la seule solution ?

Je manque de culture. Comment dissimuler mes lacunes aux yeux des autres ?

Mes collègues de travail se moquent de mon manque de caractère. Comment m'imposer ?

Mon entourage se moque de mon zézaiement. Comment leur dire que leurs railleries me blessent ?

POUR ALLER PLUS LOIN   29

COMMENT SE DÉBARRASSER DE SES COMPLEXES ?

- **Problématique ?** Qui n'a pas un jour souffert de complexes ? Un nez épaté, des oreilles décollées, un sentiment d'infériorité ou encore une gêne liée à son nom de famille, les complexes sont aussi multiples qu'insidieux, et peuvent rapidement entraîner une dégradation de la vie sociale, personnelle et professionnelle de celui qui ne parvient pas à les dépasser.
- **Objectifs ?** Transformer ses complexes en atouts pour se sentir bien dans sa peau.
- **FAQ ?**
    - Sommes-nous tous égaux face aux complexes ?
    - Les médias sont-ils la cause des complexes ?
    - Bien qu'adulte depuis longtemps, je souffre toujours des critiques de ma mère. Est-ce normal ?
    - Faut-il absolument passer par une psychanalyse pour surmonter ses complexes ?
    - J'ai tout essayé pour vivre avec mon corps, mais il me dégoûte. La chirurgie esthétique est-elle la seule solution ?
    - Je manque de culture. Comment dissimuler mes lacunes aux yeux des autres ?
    - Mes collègues de travail se moquent de mon manque de caractère. Comment m'imposer ?
    - Mon entourage se moque de mon zézaiement. Comment leur dire que leurs railleries me blessent ?

Le complexe, si significatif de l'ambivalence et des contradictions de l'être humain, est, comme son nom l'indique, difficile à saisir, à comprendre, à maîtriser. À la fois universel et tabou, social et intime, manifeste et dissimulé, inhérent au processus de construction de l'être et frein à son évolution, il touche toutes les couches de la population. Mais si chacun s'est un jour ou l'autre retrouvé aux prises avec un complexe, la différence se situe dans l'importance qu'on lui donne et dans la façon d'y faire face.

Le complexe est généralement considéré comme un ennemi. Le vocabulaire guerrier qui y est associé est d'ailleurs très significatif : on parle de surmonter, de combattre, de vaincre ses complexes. Comme s'il s'agissait d'un duel sans merci, dont un seul en ressortirait vainqueur.

Souvent perçu comme une entité extérieure à soi qu'il est possible de détruire, le complexe fait en réalité partie intégrante de soi et contribue aussi bien à la construction qu'à l'évolution de l'être. C'est un phénomène normal et inévitable de la psychologie humaine. L'important n'est donc pas de l'annihiler complètement, mais de savoir le maîtriser, l'accepter, voire – pourquoi pas – l'apprécier. Quoi qu'il en soit, il est indispensable de l'empêcher de devenir une obsession, au risque de voir votre quotidien et vos relations en pâtir. C'est donc avant tout un face-à-face avec soi-même qu'il faut entreprendre. Le chemin est souvent long et ardu, mais la voie du bien-être passe avant tout par l'acceptation de soi.

LE COMPLEXE,
CET ENNEMI INTÉRIEUR

D'OÙ VIENNENT NOS COMPLEXES ?

Le retour du passé

Tous les psychologues s'accordent à dire que les origines du complexe sont multiples, mais qu'elles se situent le plus souvent dans l'intériorité de la personne (son vécu, sa personnalité) et dans l'environnement dans lequel elle a évolué (éducation, milieu scolaire). C'est donc en grande partie dans votre passé que vous découvrirez les explications de votre mal-être actuel.

Les étapes de la vie

Cette propension à se focaliser uniquement sur une imperfection physique ou intellectuelle, réelle ou fictive, naît le plus souvent durant des phases charnières de notre existence telles que l'adolescence, le passage à l'âge adulte ou encore lors de la crise de la quarantaine ; ces périodes constituant un moment important du développement de soi et de la quête identitaire. Toutefois, il est également possible de développer des complexes à la suite d'un événement particulier qui, pour une raison rationnelle ou non, fait naître en nous un sentiment de doute et d'insécurité. Ainsi, il n'est pas rare de voir des individus pleins de confiance s'effondrer après un licenciement (« J'ai été viré, car je ne sais pas tenir une conversation, je suis nul ») ou devenir complexés suite à une rupture (« Elle m'a quitté parce que je ne suis pas intéressant », « Il a rompu avec moi parce que je suis devenue grosse »).

La pression de l'entourage

Outre les situations de la vie qui influencent l'apparition de complexes, les personnes de notre entourage ont également leur rôle à jouer. Ainsi, les parents, qui représentent le premier modèle de l'enfant et qui participent à sa construction en tant qu'individu, sont bien souvent à l'origine du malaise, généralement sans en être conscients. Ainsi, de nombreux parents, voulant le meilleur pour leur progéniture, se montrent très exigeants ; s'ils ont l'impression de pousser l'enfant vers l'excellence, ils ne se rendent pas toujours compte que celui-ci peut se sentir dévalorisé et croire qu'il ne pourra jamais correspondre à l'idéal imaginé par ses parents.

La phrase de trop

Nous avons tous entendu ou prononcé sous le coup de la frustration des phrases inoffensives en apparence, mais qui peuvent avoir un impact considérable sur le destinataire : « Ce n'est pourtant pas compliqué à comprendre, tu es vraiment stupide ou tu le fais exprès ? », « Aucun homme ne voudra de toi, tu ne sais rien faire de tes deux mains ! », « Il serait temps que tu te mettes au sport ! », « Mais qu'est-ce qu'on va faire de toi ? », etc. Aussi anodines soient-elles pour ceux qui les prononcent, ce type de phrase peut faire beaucoup de dégâts sur l'estime des personnes vulnérables. Les camarades d'école ne sont pas en reste et sont même bien souvent la source de futurs complexes. Les railleries et moqueries dont nous avons pu être victimes dans la cour de récré laissent parfois des marques indélébiles. Les enfants sont cruels entre eux, et rient facilement d'un nom de famille qui sort de l'ordinaire, d'un appareil dentaire, d'une couleur de cheveux particulière (le célèbre « poil de carotte ») ou d'un surpoids. Mais les stigmates de ces quolibets peuvent avoir des répercussions jusqu'à l'âge adulte.

QUELS SONT LES DIFFÉRENTS TYPES DE COMPLEXES ?

Les complexes physiques

Dans notre société, l'élément visuel, les images jouent un rôle prépondérant dans l'idée qu'on se fait d'une chose ou d'une personne. C'est pourquoi la moindre particularité physique peut être vécue comme une tare : une petite poitrine aussi bien qu'une plus importante, une bouche pulpeuse aussi bien qu'une très fine, un corps maigre aussi bien que rond, une chevelure abondante aussi bien qu'un crâne lisse… On voudrait souvent que notre corps corresponde à un supposé idéal, qui diffère totalement de ce que l'on est.

Les complexes psychologiques

Souvent plus masqués, moins flagrants que les complexes physiques, les complexes psychologiques n'en sont pour autant pas moins courants ni même moins difficiles à vivre. Bien que personne ne soit omnipotent et omniscient, il arrive qu'on souffre de ses lacunes en certains domaines, qu'on se sente inférieur parce qu'on n'excelle pas en calcul mental, en histoire médiévale ou en philosophie, en mécanique, en couture ou en bricolage.

Les complexes environnementaux

Le mode de vie et d'éducation peut également générer des complexes. Des sentiments d'infériorité peuvent survenir tout autant chez une personne qui a grandi dans un milieu précaire (qui craint d'être exclue à cause d'une mauvaise réputation) que chez une autre qui est issue d'un milieu privilégié (qui craint d'être exclue à cause d'une image prétentieuse ou de se voir attribuer ses réussites à son milieu et non pas à ses propres mérites), chez un enfant unique couvé (parce qu'il manque d'autonomie) qu'au sein d'une fratrie nombreuse (parce qu'il manque d'attention). Toutes les familles, tous les milieux sociaux, toutes les corporations peuvent être des facteurs d'une mauvaise estime de soi.

ET LES MÉDIAS DANS TOUT ÇA ?

On accuse souvent les médias d'être à l'origine des complexes. Il est vrai qu'ils véhiculent un culte de l'apparence, de la réussite, du bonheur, des codes de prétendue perfection, etc. Pourtant, il est erroné de dire qu'ils créent le problème. Ils servent davantage d'accélérateur ou d'élément révélateur, car le point de départ se trouve ailleurs, à l'intérieur de soi.

Cependant, on ne peut nier que la pression sociale et les clichés que propagent les médias ont un rôle important dans l'entretien et l'aggravation des complexes. Des corps toniques et longilignes des publicités aux *success-story* des reportages télévisés en passant par les héros des films hollywoodiens, il est certain que les personnages mis en scène dans les divers outils médiatiques n'appartiennent pas à la réalité vécue par tout un chacun. Néanmoins, on ne cesse – et les médias y encouragent ardemment – de se comparer à ces personnalités plus ou moins fictives : on souhaiterait avoir les abdominaux de Will Smith, la taille de guêpe de Victoria Beckham, la créativité de Steve Jobs, l'élégance de Kate Middleton, la fortune de Bill Gates, etc. Les revues people et autres émissions de téléachats promettent de rendre tout cela accessible et le présentent comme un objectif ultime, comme la condition *sine qua non* d'une vie réussie.

LE SAVIEZ-VOUS ?

Les couvertures de magazines sur lesquelles posent vos célébrités préférées sont systématiquement retouchées par ordinateur afin de gommer les imperfections et donner l'illusion d'une beauté « parfaite », selon les codes de la société actuelle. Le teint est rafraîchi, les rondeurs sont gommées, l'éclat des yeux est ravivé, etc. Repensez-y à deux fois avant d'envier Angelina Jolie ou Brad Pitt, ils sont comme tout le monde, victimes des excès et du temps qui passe.

Il est inutile, et même dangereux, de considérer les stars comme des modèles de vie. Chaque être humain est différent : dans son histoire, son entourage, sa morphologie et son caractère. N'oubliez jamais que les médias ne vous montrent que la partie émergée de l'iceberg et manipulent les images et les informations pour se conformer à un scénario mûrement réfléchi.

POURQUOI EST-IL SI TENACE ?

La force du complexe, ce qui le rend si dangereux et si nuisible, est qu'il s'autoalimente. En effet, il provient d'une erreur, d'une défaillance dans le regard que l'on porte sur soi. Ce n'est pas l'individu qui fait défaut, c'est la façon dont il se perçoit. De ce fait, ce regard déformé tourne autour de lui-même. Il s'enferme dans ses illusions jusqu'à les croire vraies. Il s'entretient et peut facilement virer à l'obsession si l'on n'y prend pas garde. À se dévaloriser régulièrement, puis perpétuellement, on se convainc soi-même – et on finit par convaincre les autres – de ses défauts. Mais rassurez-vous, le simple fait d'avoir conscience de ce danger est le premier pas vers la rupture de ce cercle vicieux.

LA DYSMORPHOPHOBIE

La dysmorphophobie consiste en l'idée obsédante qu'une ou plusieurs parties de son corps sont difformes et imparfaites. Elle est la forme pathologique du complexe et peut conduire à un repli sur soi, voire à une phobie sociale. Dans certains cas le dégoût de son propre corps est tel que l'on lui fait subir 1001 supplices. Une psychothérapie s'avère alors indispensable, car la dysmorphophobie peut également engendrer des comportements extrêmes visant à contrôler ou gommer ces défauts obsédants tels que des troubles alimentaires ou encore le recours excessif à la chirurgie esthétique. Cette maladie n'est pas à prendre à la légère, car elle peut avoir des conséquences physiques et mentales irrémédiables si elle n'est pas prise en charge médicalement.

UN COMBAT QUOTIDIEN

COMMENT LUTTER CONTRE VOS DÉMONS ?

La première étape pour gagner la bataille est de rompre le cercle vicieux qui alimente et exacerbe le complexe. Pour cela, il faut aller à l'encontre de vos comportements instinctifs d'auto-dévalorisation, et repousser vos vieux réflexes. N'écoutez pas la petite voix à l'intérieur de vous qui vous susurre des animosités. Quoi que vous pensiez, ces pensées négatives et malveillantes ne viennent que de vous.

Résistez à la paranoïa

Ne laissez pas vos complexes vous isoler, vous couper du monde et de vos proches. Acceptez de prendre des risques et de vous ouvrir aux autres sans immédiatement penser qu'ils sont malveillants ou qu'ils vous jugent dès que vous avez le dos tourné. Vous seul avez ce comportement envers vous-même.

En grande majorité, les personnes complexées fantasment les réactions des autres, et les perçoivent comme une humiliation. Il faut donc vous forcer à positiver vos réactions et vos pensées : cessez d'imaginer que tout le monde se focalise sur votre nez, vous êtes probablement le seul à le voir si grand ; arrêtez de croire que beaucoup rient de votre inculture, la plupart ne font certainement qu'apprécier votre sens de l'humour ; ne croyez pas que les passants regardent de haut votre petite taille, ils sont peut-être juste impressionnés par ce concentré d'énergie.

Ne laissez pas vos complexes dicter votre vie

Obéir à ses complexes est en effet le meilleur moyen non seulement de les alimenter, mais aussi de vous gâcher la vie. Au contraire, il faut profiter de chaque instant sans vous poser de questions : acceptez de vous mettre en maillot de bain et de profiter de la plage malgré une pilosité importante ; osez attacher vos cheveux malgré vos oreilles décollées ; n'hésitez pas à afficher votre appareil dentaire en souriant ; profitez de la piste de danse jusqu'au bout de la nuit même si vous n'avez pas le sens du rythme.

Une autre erreur à ne pas commettre est de blâmer vos complexes pour tous vos échecs ou difficultés, qu'ils soient personnels ou professionnels. Vous êtes seul commandant à bord de votre navire, il ne tient qu'à vous d'assumer qui vous êtes et de ne pas laisser de petits défauts définir le cours de votre vie et entraver votre réussite ainsi que votre épanouissement.

Victor, 43 ans, confie qu'il a longtemps fait l'erreur d'utiliser son complexe d'infériorité comme prétexte pour expliquer ses difficultés :

> « Issu d'une famille d'ouvriers, j'ai longtemps cru que mes difficultés scolaires étaient dues au fait que mes parents n'avaient pas suivi de longues études. J'étais convaincu que je devais suivre la même voie qu'eux et je ne me donnais pas la peine de réfléchir à mon avenir. Je me sentais tellement complexé par mes échecs que je n'avais aucune ambition professionnelle. Au lycée, un professeur m'a fait comprendre que j'étais le seul frein à mon succès. Il m'a mis le pied à l'étrier et m'a donné confiance en moi. Ma motivation était telle que j'ai rattrapé mon retard. Je suis maintenant directeur financier d'une grande enseigne et je donne des cours, espérant à mon tour aider des jeunes à dépasser leurs complexes. »

Faites confiance à votre entourage

Tant que vous êtes soumis à vos complexes, il vous sera impossible d'avancer. Il est indispensable de vous faire violence. Il est certain que les premières fois seront difficiles, mais il s'agit d'une étape absolument nécessaire. N'imaginez pas pour autant que vous soyez obligé d'affronter ce duel tout seul. En effet, bien que la maîtrise de vos complexes soit un cheminement tout à fait personnel, vous ne devez pas hésiter à demander à vos proches de vous accompagner. N'oubliez pas qu'ils cherchent votre bonheur et seront probablement ravis de vous aider, de participer à votre reconstruction et d'assister à votre épanouissement. Vous ne parvenez peut-être pas à voir la beauté ou l'intelligence en vous, mais eux, si ! Absorbez leurs encouragements, leurs compliments, acceptez le réconfort qu'ils vous offrent et profitez de l'oreille attentive qu'ils vous prêtent.

N'hésitez pas également à faire un tri dans votre entourage pour ne garder que les personnes positives qui vous veulent du bien, et prenez vos distances avec celles qui, volontairement ou pas, ne font que renforcer ou entretenir vos complexes. Éloignez-vous de cette amie qui, à chaque virée shopping, vous met mal à l'aise lors des essayages en vous affirmant que « vos petits bourrelets dépassent » ou que ce pantalon vous fait « de grosses fesses », alors qu'il vous va comme un gant. Et soyez sûr d'une chose : si elle ressent le besoin de vous critiquer de la sorte, c'est qu'elle aussi dissimule des complexes !

Prenez du recul

Ce n'est pas facile à admettre, mais une personne qui se focalise constamment sur ses complexes et pense que tout le monde ne voit que cela fait avant tout preuve d'égocentrisme. Gardez à l'esprit que vos proches ne font probablement pas autant attention que vous à vos prétendus défauts. Relativisez. De la même façon que vous n'êtes pas en permanence fixé sur les dents du bonheur de votre amie, sur le léger zozotement de votre collègue ou sur les grands pieds de votre cousine, eux ne sont certainement pas concentrés sur vos petits défauts – ou ce que vous percevez comme tels.

Dans son ouvrage désormais culte *Le pouvoir du moment présent*, Eckart Tolle montre à quel point nous sommes le plus grand frein à notre épanouissement : « La plus grande partie de la souffrance humaine est inutile. On se l'inflige à soi-même aussi longtemps que, à son insu, on laisse le mental prendre le contrôle de sa vie. » (Tolle (Eckhart), *Le pouvoir du moment présent. Guide d'éveil spirituel*, J'ai lu, Paris, 2010, p. 29)

Apprenez donc à prendre un peu de recul. Tout le monde a des défauts ; c'est justement ça qui fait toute notre richesse ! Reprenez le contrôle de votre vie et affirmez-vous tel que vous êtes.

Consultez un spécialiste

Pour combattre ses complexes, il faut pouvoir en trouver l'origine, certes, mais aussi disposer des outils nécessaires. La psychanalyse est pour certains un bon moyen de réaliser une introspection de façon suivie et encadrée et d'ainsi parvenir à identifier et à comprendre les mécanismes inconscients qui expliquent leurs angoisses, leurs sentiments et leurs réactions. La compréhension étant souvent le premier pas vers la guérison, entreprendre une psychanalyse peut être un bon moyen d'affronter ses complexes au quotidien. Mais il s'agit d'un processus long et qui promet autant de joies et de délivrances que d'épreuves et de difficultés. Ne désespérez pas, les résultats attendus valent la peine de prendre des risques.

Attention cependant, la psychanalyse est une méthode qui ne convient pas à tout le monde et, surtout, ce n'est pas l'unique moyen de résoudre son malaise. Si vous avez des doutes, n'insistez pas, vous risqueriez de vous braquer et de rendre le parcours encore plus difficile. D'autres voies existent, n'hésitez pas à en explorer plusieurs, jusqu'à trouver celle qui vous convient.

COMMENT VOUS ARMER EFFICACEMENT ?

Acceptez vos imperfections

Le chemin vers l'acceptation de soi est long. L'une des étapes les plus difficiles, mais absolument indispensables, est certainement la confrontation à la réalité. Ne cherchez pas à contourner vos complexes ; ce n'est pas une solution durable. Si vous vous contentez de les esquiver, ils ne pourront que ressurgir tôt ou tard.

Faire taire ses complexes implique de les affronter, de se confronter à eux, de se regarder dans le miroir et d'assumer l'image qui est renvoyée. Ne fuyez pas votre reflet. Regardez-le, apprivoisez-le, familiarisez-vous avec lui, cessez de le juger et de le dénigrer, mais portez-lui un regard objectif. Observez-le comme s'il était quelqu'un d'autre, alors sa réalité vous apparaîtra comme une évidence. Vous verrez qu'il n'est peut-être pas parfait, mais que ses imperfections font également son charme et qu'il possède même de nombreuses qualités.

Vous n'êtes jamais parvenu à maîtriser votre rire bruyant qui attire trop l'attention ? Rendez-vous compte qu'il est surtout très communicatif et diffuse de la joie autour de vous. Vous craignez que votre petite poitrine ne soit un frein à votre féminité ? Au contraire, assumez les décolletés plongeants espiègles et ultra-sexy.

Anne-Laure, 32 ans, raconte qu'elle a laissé sa grande taille être un frein à sa vie sociale jusqu'à ce qu'elle en fasse son principal atout séduction :

> « Depuis mes 15 ans, je dépasse tout le monde d'une tête. Pendant longtemps, je n'avais qu'une envie, rentrer sous terre et me cacher. Je n'osais pas aller vers les gens et encore moins draguer les garçons. Je n'imaginais pas que quelqu'un puisse trouver une géante comme moi féminine et attirante. Et pourtant c'est ce qui s'est passé. Benjamin a beau être plus petit que moi, il n'a jamais été intimidé. Il a réussi à révéler ma féminité et m'a donné confiance en moi. Maintenant, j'ose porter des talons, ce qui me semblait inconcevable avant. »

Sachez reconnaître vos qualités

Le complexe étant une déformation excessivement négative de l'image de soi, il est important de se forcer à voir les choses de façon positive. Développez vos qualités, car oui, vous en avez ! Et même des tas. Plutôt que de focaliser votre attention sur de petits défauts insignifiants, prenez conscience de vos atouts physiques et intellectuels et mettez-les en valeur.

EXERCICE

Chaque matin, regardez-vous dans le miroir et concentrez-vous sur une partie de votre corps que vous appréciez particulièrement ou sur un trait de caractère dont vous êtes fier : votre bouche pulpeuse, votre chevelure soyeuse, votre sourire enjôleur, votre vocabulaire riche, votre attention envers les autres, votre sens de l'humour, votre détermination, etc. Une fois que vous tenez votre atout du jour, ne le lâchez plus, restez concentré sur celui-ci et revenez-y tout au long de la journée. Faites cela régulièrement, en essayant chaque fois de trouver une nouvelle qualité sur laquelle porter votre attention. Petit à petit, vous gagnerez en assurance et vous retrouverez votre confiance en vous.

Accueillez les compliments

Il est bien connu que nous entendons ce que nous voulons entendre. Plus encore, nous entendons, ou plutôt choisissons inconsciemment de retenir, ce que nous nous attendons à entendre. Si vous êtes persuadé que votre entourage ne prononce que des critiques à votre égard, il est certain que c'est effectivement ce que vous comprendrez de leurs discours et de leurs attitudes, avec les réactions douloureuses que cela engendre : vexations, susceptibilités, complexes, etc. Mais si vous laissez de côté vos a priori et votre méfiance, derrière les paroles prononcées, vous découvrirez bien plus souvent de la bienveillance que de la méchanceté. Contrairement à ce que vous pensez, votre sœur ne juge pas votre mode de vie millimétré ; au contraire, elle admire votre capacité à gérer les différents pans, professionnel, familial et social, de l'existence. Non, votre collègue ne vous considère pas comme un flagorneur ; il jalouse la confiance que vous inspirez à votre chef. Votre meilleure amie ne critique pas vos tenues classiques ; elle envie votre simplicité et votre naturel.

Il ne tient qu'à vous de voir le bon côté des choses et d'entendre les compliments que l'on vous fait. Au lieu de vous focaliser sur des supposées critiques, écoutez bien votre entourage : vos amis, famille et collègues sont les mieux placés pour vous montrer vos défauts. Apprenez à entendre les éloges, à retenir les compliments et à accepter vos qualités. Ne tombez toutefois pas dans la naïveté, toutes les critiques ou remarques acerbes ne dissimulent pas un compliment, évitez simplement de laisser libre cours à votre impulsivité et laissez le bénéfice du doute à vos proches.

Osez vous affirmer

Ne pas laisser vos complexes dicter votre vie est une étape essentielle de votre combat. Mais pour aller jusqu'au bout de votre reconstruction, il faut aller plus loin et dépasser votre complexe afin d'être capable de le montrer publiquement. Plus vous pratiquerez, plus vite vos angoisses disparaîtront. Votre accent anglais est à couper au couteau ? Votre timidité vous fait bégayer ? Vous craignez de dire quelque chose de stupide ? Peu importe : dépassez votre peur et osez vous exprimer. Si cela vous rassure, vous pouvez prévenir votre interlocuteur de votre gêne, il saura que vous faites de votre mieux et pourra vous aider si vous buter sur un mot. N'hésitez pas à rire avec lui de votre propre appréhension : l'autodérision permet toujours de détendre et d'alléger l'atmosphère.

Élargissez vos domaines de compétences

Pour contrer l'effet pervers de vos complexes, rien ne vaut une bonne cure de confiance en soi. Reconnaître et renforcer ses qualités fait donc partie intégrante du processus. Si vous avez l'impression de manquer de culture, mais que plonger dans des livres d'histoire ou d'économie ne vous dit rien, alors élargissez votre champ d'action : trouvez un domaine qui vous attire et exploitez-le jusqu'à en devenir un véritable spécialiste. Les connaissances et les savoir-faire sont infinis ; vous n'avez qu'à identifier votre passion et laisser faire votre curiosité. Étudiez la complexité des stratégies sportives, des courants marins ou de l'art aborigène australien ; prenez des cours de tricot, de cuisine ou de jardinage. Vous prendrez du plaisir à apprendre tout en ayant le sentiment de combler vos lacunes.

Changez votre perception du monde

Lorsque l'on souffre de complexes, on a tendance à voir les choses de façon négative. La perception déformée et dévalorisante que l'on a de soi s'étend à de nombreux domaines. Pour faire taire ses complexes, il faut donc inverser la vapeur et apprendre à positiver. Cessez de vous plaindre et de voir tout en noir. Redécouvrez les couleurs qui vous entourent, retenez les moments de joie. À force de regarder le monde avec des yeux qui pétillent, vous saurez voir en vous ce qui plaît aux autres et peut-être même vous rendrez-vous compte que ce que vous preniez pour un défaut auparavant se révèle en fait un véritable atout. Ce sont ces petites choses qui font votre particularité et votre charme.

MAINTENIR SON ENNEMI AU SOL

À force de travail et d'épreuves, vous apprenez à faire taire vos complexes et à reconnaître vos qualités. Vous saurez même exploiter ces dernières et révéler votre valeur au grand jour. Il ne vous reste donc plus qu'une chose à faire : profiter de la vie.

N'ayez pas peur de vous exposer au regard et à l'éventuelle critique d'autrui. On ne peut pas plaire à tout le monde, et il est évident que le bonheur et la joie de vivre attisent la jalousie. Mais laissez les autres à leurs complexes et occupez-vous de vous. Vos complexes ont contrôlé et freiné votre vie pendant trop longtemps. Il est temps maintenant de prendre votre revanche ! Osez et amusez-vous. La vie est devant vous…

À VOUS DE JOUER

Maintenant que vous avez pris confiance en vous, pas question de vous arrêter en si bon chemin. Avoir apprivoisé vos complexes et réussi à vous accepter comme vous êtes est une bonne chose, mais vous pouvez aller plus loin. Soyez ambitieux. Ne vous contentez pas de vous accepter : aimez-vous, affirmez-vous ! Vous êtes désormais conscient de vos qualités, alors développez-les. Mettez en valeur ce que vous appréciez en vous.

FAQ

SOMMES-NOUS TOUS ÉGAUX FACE AUX COMPLEXES ?

Oui et non. Nous avons tous, à plusieurs reprises dans notre vie, été confrontés à des complexes. Unetelle trouve son opulente poitrine vulgaire, untel considère son emploi comme dévalorisant, celui-là voudrait renier son nom de famille, etc. Ce sentiment d'infériorité, ce mal-être intérieur, cette mauvaise estime de soi est universelle. Bien qu'il soit fréquent de penser que les femmes sont plus facilement sujettes aux complexes, il n'en est rien. Les hommes en souffrent tout autant, même si cela est parfois moins manifeste. Le fait de se comparer à autrui et de se juger négativement est arrivé à tout le monde, y compris les individus que l'on considère parfois comme les plus brillants, les plus séduisants ou les plus puissants. Le complexe s'attaque à tout le monde, sans aucune distinction.

En revanche, ce qui fait la différence entre les personnes, c'est la diversité des réactions par rapport à ce complexe. Nous ne sommes pas toujours armés de la même façon pour le combattre. Notre expérience, notre tempérament, notre entourage ont un rôle essentiel dans notre façon d'affronter les complexes. Cette attitude varie selon de nombreux facteurs et, contrairement à ce que l'on croit souvent, elle ne dépend pas d'une supposée force ou faiblesse de caractère, mais d'un état d'esprit plus ou moins propice à un moment donné.

Ainsi, certains peuvent en faire abstraction à un moment de leur existence, mais sombrer dans un cercle vicieux d'autodévalorisation lors d'une période plus difficile. Certains ont besoin d'être suivis et très entourés, d'autres ne conçoivent cette épreuve que comme un cheminement intime. Cette diversité des réactions est effectivement une inégalité, mais c'est une inégalité relative. En effet, il ne tient qu'à nous, si nous nous sentons démunis face à nos complexes, de réunir autour de nous les armes nécessaires pour les vaincre : famille et amis, psychologue ou psychanalyste, motivation et détermination, confiance en soi et optimisme.

LES MÉDIAS SONT-ILS LA CAUSE DES COMPLEXES ?

Malgré leur rôle fortement prescripteur, les médias ne génèrent pas les complexes à proprement parler. Ils les renforcent, les exploitent, les cultivent, mais ne les créent pas. L'origine des complexes est interne à l'individu. Malgré tout, il est vrai que des normes de beauté et de réussite sont véhiculées quotidiennement et surtout présentées comme les seules possibles. Cela contribue à exacerber le mal-être des personnes souffrant de complexes, à appuyer leur vulnérabilité. Il faut prendre de la distance avec les images transmises par les médias, car elles sont fictives, mises en scène et orchestrées, et ne sont la réalité de personne. Elles ne doivent donc pas être prises comme une perfection à atteindre.

BIEN QU'ADULTE DEPUIS LONGTEMPS, JE SOUFFRE TOUJOURS DES CRITIQUES DE MA MÈRE. EST-CE NORMAL ?

Il est normal d'être sensible aux remarques de ses proches. Ils constituent des repères, des guides qui permettent de se structurer. Les parents jouent évidemment un rôle fondamental dans la construction de l'être. Cependant, il faut savoir prendre de la distance. Ils sont avant tout des êtres humains, capables d'erreurs et de maladresses. Les remarques de votre mère n'ont pour but que de vous indiquer ce qui, selon elle, assurera votre bonheur. Elle se trompe peut-être et ne se rend pas toujours compte qu'elle vous blesse, mais ne peut s'empêcher de donner son opinion sur les moindres choix de votre vie. Il faut désormais couper le cordon ombilical. Vous devez assumer votre statut d'adulte indépendant et responsable de vos décisions. Expliquez-lui qu'elle doit apprendre à garder ses opinions pour elle quand vous ne la sollicitez pas. Faites-lui comprendre qu'elle a joué son rôle d'éducation et que vous devez maintenant voler de vos propres ailes. Quant à vous, essayez de rester neutre face à ses remarques et assumez-vous. En ayant un comportement d'adulte fort et assuré, vous lui montrerez qu'elle n'a pas à s'en faire pour vous.

FAUT-IL ABSOLUMENT PASSER PAR UNE PSYCHANALYSE POUR SURMONTER SES COMPLEXES ?

Remonter dans le passé pour comprendre l'origine de vos complexes peut en effet être un moyen de les surmonter. C'est ce travail d'introspection qui est entrepris lors d'une psychanalyse. Mais il s'agit d'un cheminement personnel, intime, qui ne convient pas à tout le monde. Certains ont besoin d'exorciser leur passé pour avancer, quand d'autres préfèrent affronter le présent.

Un aspect tout aussi important, peut-être même plus, que la décision d'entreprendre une psychanalyse est le choix du psychanalyste. Il ne s'agit pas de se demander quel praticien est bon ou mauvais selon les critères des autres, mais de savoir lequel vous convient, à vous. Vous devez vous sentir en confiance, avoir envie de vous ouvrir à lui. Si la première séance vous laisse perplexe, essayez-en un autre... jusqu'à trouver celui qui saura vous cerner.

J'AI TOUT ESSAYÉ POUR VIVRE AVEC MON CORPS, MAIS IL ME DÉGOÛTE. LA CHIRURGIE ESTHÉTIQUE EST-ELLE LA SEULE SOLUTION ?

Contrairement à ce que vous pensez, la chirurgie esthétique n'est pas une solution. Le problème ne vient pas de votre corps, mais de la façon dont vous le percevez. Si l'image que vous avez de votre corps est déformée, votre corps pourra changer tant que vous voulez, l'image restera déformée. Vous risquez d'entrer dans une spirale infinie d'opérations qui vous laisseront perpétuellement insatisfait. Une fois que vous aurez fait réduire vos poignées d'amour, vous voudrez faire augmenter votre poitrine, puis remonter vos pommettes, puis raffermir vos fesses, puis réduire vos rides, etc. L'origine de votre mal-être ne vient pas de votre corps, mais de votre tête. Apprenez à vous aimer tel que vous êtes. Au lieu de choisir une douleur physique, acceptez d'affronter une douleur psychologique ; au lieu d'investir toutes vos économies, investissez votre énergie. Les résultats seront certes plus difficiles d'accès, mais beaucoup plus durables et efficaces.

JE MANQUE DE CULTURE. COMMENT DISSIMULER MES LACUNES AUX YEUX DES AUTRES ?

Ce que l'on appelle communément la culture est en réalité une notion relative. Le système scolaire enseigne une culture classique, limitée à une sélection d'éléments définis. Toutefois, on peut considérer l'ensemble des connaissances des hommes, quelles qu'elles soient, comme une forme de culture. Vous ne connaissez pas par cœur le nom du dernier prix Nobel d'économie, la cinquième symphonie de Beethoven ou la table périodique des symboles chimiques ? Peu importe, mettez plutôt en valeur votre savoir personnel : vous calculez le prix d'un article soldé plus vite que n'importe quelle calculette, vous connaissez tout de la vie d'Arthur Rimbaud, vous récitez par cœur l'intégralité du répertoire du rappeur 2Pac, la pâtisserie et ses techniques n'ont aucun secret pour vous, etc. Songez à tous ceux qui aimeraient posséder ces talents. Pensez à ce que vous avez plutôt qu'à ce qui vous manque.

MES COLLÈGUES DE TRAVAIL SE MOQUENT DE MON MANQUE DE CARACTÈRE. COMMENT M'IMPOSER ?

La langue est parfois insidieuse. Elle dit qu'avoir du caractère, c'est avoir « une forte originalité, beaucoup d'expressivité » (*Trésor de la langue française*, vol. 5, Paris, CNRS/Gallimard, p. 173), laissant ainsi sous-entendre que ne pas manifester son opinion de façon évidente, bruyante, autoritaire reviendrait à ne pas avoir de caractère. Suivant cette expression, vos collègues prennent à tort votre discrétion pour une incapacité à avoir et à assumer votre propre avis.

Il ne tient qu'à vous de leur montrer le contraire. Si votre timidité vous empêche d'exposer haut et fort vos impressions, elle ne doit pas pour autant être prise pour de la soumission. Fort heureusement, on ne peut pas évaluer la justesse d'une parole au nombre de décibels avec lequel elle est exprimée. Alors, prenez confiance en vous. Votre avis compte tout autant que ceux des autres, même s'il s'exprime plus discrètement. Prenez le temps d'organiser vos idées, vous pourrez ainsi parler avec clarté et concision. Il n'est pas utile de vous forcer à lever la voix ; avec un ton posé et assuré, votre parole s'imposera d'elle-même et vous verrez que bientôt vous serez considéré comme une référence de justesse et de sagesse par vos collègues.

MON ENTOURAGE SE MOQUE DE MON ZÉZAIEMENT. COMMENT LEUR DIRE QUE LEURS RAILLERIES ME BLESSENT ?

Il n'existe pas deux articulations identiques. S'il est vrai que certaines manières de parler sont plus singulières que d'autres, cela ne doit pas être considéré comme un défaut. Bien au contraire, votre zézaiement fait partie de vous, au même titre que votre sourire ravageur et votre sens de l'humour. Si votre entourage vous taquine, c'est probablement qu'il le considère comme faisant partie de votre charme. Si malgré tout cela vous blesse, la meilleure chose à faire est d'en parler directement aux personnes concernées. Elles ne se rendent probablement pas compte du mal qu'elles vous font. Dites-leur honnêtement que leur acharnement vous pèse et que vous apprécieriez qu'elles soient moins insistantes. N'oubliez pas qu'elles aussi ont des complexes, même s'ils vous semblent moins évidents. Elles comprendront certainement votre mal-être et feront en sorte de ne plus vous blesser.

Votre avis nous intéresse !

Laissez un commentaire sur le site de votre libraire en ligne
et partagez vos coups de cœur sur les réseaux sociaux !

POUR ALLER PLUS LOIN

SOURCES BIBLIOGRAPHIQUES

- « Les complexes », in *Psycho-facile.com*, consulté le 22 décembre 2015.
  http://www.psycho-facile.com/index.php?option=com_content&view=article&id=16&Itemid=30
- TOLLE (Eckhart), *Le pouvoir du moment présent. Guide d'éveil spirituel*, J'ai lu, Paris, 2010.
- *Trésor de la langue française*, Paris, CNRS/Gallimard, 1977.

SOURCES COMPLÉMENTAIRES

- FANGET (Frédéric), *Oser. Thérapie de la confiance en soi*, Odile Jacob, Paris, 2003.
- HAY (Louise), *Transformez votre vie. Une pensée positive peut changer votre vie*, Marabout, Paris, 2013.
- RUIZ (Don Miguel), *Les quatre accords toltèques. La voie de la liberté personnelle*, Jouvence, Paris, 2016.
- TOLLE (Eckhart), *L'art du calme intérieur*, J'ai lu, Paris, 2011.
- TOLLE (Eckhart), *Mettre en pratique le pouvoir du moment présent. Méditations et exercices*, J'ai lu, Paris, 2011.

Éditeur responsable : Lemaitre Publishing
Avenue de la Couronne 382 | B-1050 Bruxelles
info@lemaitre-editions.com

ISBN ebook : 978-2-8062-6747-4
ISBN papier : 978-2-8062-6748-1
Dépôt légal : D/2016/12603/83
Photo de couverture : © Photographee.eu – Fotolia.com.